LA
CORÉLYSE

ÉTUDE CLINIQUE ET CRITIQUE

DU

PROCÉDÉ DU PROFESSEUR FÖRSTER

DE BRESLAU

PAR

LE DR G. SOUQUIÈRE

EX-CHEF DE LA CLINIQUE OPHTALMOLOGIQUE DU PROFESSEUR DOR

LYON

IMPRIMERIE PITRAT AINÉ

4, RUE GENTIL, 4

1884

LA CORÉLYSE

ÉTUDE CLINIQUE ET CRITIQUE

DU PROCÉDÉ DU PROFESSEUR FÖRSTER

DE BRESLAU

LA

CORÉLYSE

ÉTUDE CLINIQUE ET CRITIQUE

DU

PROCÉDÉ DU PROFESSEUR FÖRSTER

DE BRESLAU

PAR

Le DR G. SOUQUIÈRE

EX-CHEF DE LA CLINIQUE OPHTALMOLOGIQUE DU PROFESSEUR DOR

LYON

IMPRIMERIE PITRAT AÎNÉ

4, RUE GENTIL, 4

1884

AVANT-PROPOS

Les nombreux essais auxquels se sont livrés les ophtalmologistes, dans le but de rompre certaines adhérences de l'iris à la cristalloïde antérieure prouvent d'une façon évidente qu'il existe une lacune dans cette partie de la chirurgie oculaire.

Considérant l'immense service rendu aux nombreux malades dont l'état social exige la terminaison favorable et rapide de leur infirmité, saluant avec enthousiasme la maturation de la cataracte désormais acquise, nous étions en droit d'espérer que le maître de Breslau aurait comblé ce dernier vide.

Pendant les trois années que nous avons passées auprès de M. le professeur Dor comme chef de sa clinique, nous avons suivi attentivement l'expérimentation des procédés de M. le professeur Förster, croyant qu'il serait intéressant de prendre cette étude comme sujet de thèse inaugurale.

M. le docteur Félix de Lapersonne, ex-interne de la clinique ophtalmologique de l'Hôtel-Dieu de Paris, ayant désiré traiter dans sa thèse de la maturation de la cataracte d'après le procédé de Förster, nous nous sommes fait un plaisir de lui communiquer les résultats de la pratique de notre maître, que nous avions recueillis dans le même but.

Le sujet a été traité d'une manière complète. Nous associer à ses conclusions, c'est donc ce qu'il nous reste à faire; nous devons toutefois accentuer encore sur les réserves consignées : *La réaction inflammatoire est parfois assez grave pour nécessiter une intervention chirurgicale. D'autres fois l'opération de Förster peut amener la résorption à peu près complète du cristallin.*

Dans 15 maturations faites à la clinique nous avons eu 10 succès, 3 iritis cédant à l'atropine, une nécessitant l'iridectomie, une résorption des masses corticales.

Si donc avec quelques réserves nous nous déclarons partisan de la maturation, si ce procédé est bon, en est-il de même de l'opération que Förster recommande pour détruire les synéchies postérieures. Malgré la grande déférence que l'on doit au grand talent et à la haute situation scientifique de M. le professeur Förster, nous sommes obligé d'avouer que dans tous les cas où nous l'avons essayée, le résultat de notre pratique a été une déception, un insuccès complet, quelquefois une aggravation.

Dans une première partie, nous passerons en revue les différents procédés de corélyse qui ont précédé celui de M. Förster.

La seconde partie décrira ce procédé et nous appuyant sur nos observations et notre expérimentation, nous essayerons de montrer quels sont les résultats de cette opération.

Mais avant d'aborder notre sujet, qu'il nous soit permis d'adresser ici à M. le professeur Gayet nos remerciements les plus sincères, pour avoir daigné accepter la présidence de notre thèse.

Que notre excellent maître, le professeur Dor, reçoive l'expression de notre profonde reconnaissance pour l'affectueuse bienveillance qu'il nous a toujours témoignée, pour les sages conseils qu'il nous a prodigués et la direction qu'il a donnée à nos études.

LA CORÉLYSE

DU PROCÉDÉ DU PROFESSEUR FÖRSTER

DE BRESLAU

PREMIÈRE PARTIE

LA CORÉLYSE AVANT FÖRSTER

Dans son traité des maladies des yeux, M. de Wecker fait remonter d'après Rau *(Die Krankheiten und Bildungsfehler der Regenbogenhant, 1845)* à Arneman et à Wenzel, l'idée première d'un dégagement chirurgical du bord pupillaire retenu à la capsule par des synéchies.

Dans son ouvrage *Von der Krankheilen der Augen,* 1801, page 173 Arneman s'exprime ainsi après avoir décrit l'opération de la cataracte : « S'il est resté des filaments de la capsule, le petit crochet recourbé est beaucoup plus utile que la curette. Si ceux-ci sont adhérents et soudés avec l'iris, le moyen le plus commode est de

les saisir avec le crochet et de les couper avec les ciseaux;
dans bien des cas la pincette est aussi très bonne. »

Puis, page 175 : « Quelquefois la cataracte est adhérente, cela peut avoir lieu avec l'iris ou avec la membrane
hyaloïde. Lorsque la capsule est adhérente au cristallin
c'est un symptôme très heureux.

Quant à l'adhérence avec l'iris, cela dépend de la
volonté de l'opérateur s'il veut opérer ou non. On peut très
facilement séparer l'adhérence avec l'instrument qui se
trouve à l'extrémité inférieure de la curette de Daviel
(espèce de spatule) dont j'ai fait aiguiser la pointe à
deux tranchants dans ce but. »

En 1808, Wenzel dans son *Manuel de l'oculiste*, à la
page 125, s'exprime ainsi en décrivant l'extraction de la
cataracte : « Si le cristallin est adhérent ou aux procès
ciliaires, ou plutôt à la partie postérieure de l'iris, il faut
avant d'exercer les pressions nécessaires pour son extraction, détruire toutes les adhérences qu'il peut avoir contractées, en agitant doucement l'aiguille d'or décrite plus
haut, autour de ce corps ; puis on doit en faire l'extraction. »

Il est évident que pour un cas particulier, Arneman et
Wenzel ont cherché à faciliter l'extraction de la cataracte.
Mais dans leurs procédés peut-on voir l'idée première
de la corélyse appliquée aux simples adhérences de
l'iris sans cataracte, nous ne le croyons pas.

C'est à Streatfeild que revient l'honneur d'avoir cherché à détacher les adhérences formées au-devant d'un
cristallin parfaitement transparent. Et cela principale-
ment dans le but d'améliorer la vue et de prévenir les
récidives de l'inflammation.

L'historique de la corélyse ne se trouvant qu'imparfaitement faite dans les ouvrages d'oculistique, même les plus étendus, nous estimons qu'on nous saura gré de donner un certain développement à cette partie de notre thèse.

Streatfeild s'exprime ainsi dans l'*Ophtalmic hospital reports*, vol. I., page 6 et suiv., an. 1857 : « Le cas suivant expliquera une opération que j'ai maintenant adoptée fréquemment : il est relaté tout au long, car je crois avoir introduit un nouveau traitement chirurgical dans une série de cas que l'on rencontre souvent.

« Th. S., matelot, âgé de 28 ans, eut il y a 11 mois à Lisbonne une éruption spécifique et d'autres symptômes secondaires, il fut envoyé à terre à l'hôpital britannique, prit de l'iodure de potassium et de la salsepareille. Il se trouva bientôt mieux mais il eut des douleurs dans les yeux; une inflammation très grave survint et pour six semaines il fut aveugle. On lui prescrivit du mercure et, après salivation suffisante, son état s'améliora mais Th. resta presque aveugle. Il eut trois rechutes et fut renvoyé en Angleterre comme invalide. On le porta sur le vaisseau, mais pendant le voyage il gagna des forces et assez de vue pour pouvoir à son arrivée en Angleterre voir avec son œil droit les lignes d'une page d'impression, tandis que le gauche ne reconnaissait que le contour des objets.

« A l'hôpital de Plymouth, il prit de nouveau de la salsepareille avec la solution de Donavan (arsenic et mercure) pendant 6 semaines et la belladone localement. Sa santé se rétablit mais il ne pouvait pas lire du tout et fut renvoyé du service réformé pour cause d'amblyopie.

« Il vint alors à Londres à la polyclinique du *Royal London, Ophthalmic Hospital* le 22 juillet 1857. Prescription, quinine et fer, etc.

« Le 3 *août*, il paraissait parfaitement bien, sans vascularisation de la sclérotique et sans aucun signe d'une affection syphilitique acquise. Les deux pupilles (irrégulières) de dimensions normales étaient obstruées avec ce que l'on appelle une fausse membrane, de couleur grisâtre, entourée d'un cercle pupillaire brunâtre. La pupille gauche très opaque avec une strie blanchâtre la traversant de bas en haut permettait seulement une légère mobilité de l'iris latéralement. Avec cet œil, vision quantitative. Sous l'influence de l'atropine une très petite portion de la pupille en haut et en dehors paraissait ne pas être obstruée. Mais cette dilatation améliorait à peine la vue. Avec l'œil droit il pouvait lire suffisamment. Les objets étaient voilés à une forte lumière et il ne reconnaissait pas les personnes à quelques mètres de distance. Après l'usage de l'atropine il voyait plus distinctement mais aucune partie de la pupille n'était parfaitement claire.

« Le 6 *août*, après avoir appliqué l'écarteur, fixé la conjonctive avec une pince près du bord gauche de la cornée, j'ouvris la chambre antérieure avec une large aiguille près du bord externe de la cornée, puis j'introduisis une spatule (dont Stréatfeild donne le dessin et qui se trouve représentée dans la plupart des traités d'ophtalmologie), je la passai au travers de la petite portion de la pupille naturelle rendue apparente par l'atropine du côté supéro-externe. Alors sans ressentir aucune résistance appréciable je la menai jusqu'en bas entre la lentille et la fausse membrane, appuyant toujours la spatule contre

cette dernière en la soulevant de la capsule du cristallin.
De cette manière un pont fut séparé de la capsule mais il
était trop fort et trop élastique pour pouvoir être déchiré.
Je pris alors des ciseaux à canule pour le diviser mais
l'humeur aqueuse s'était échappée et pour ne pas blesser
l'iris et le cristallin je les retirai sans diviser la membrane. Application autour de l'œil d'extrait de belladone
et pansement. Deux jours plus tard absence de douleur
mais légére rougeur. Le champ pupillaire apparaissait
comme avant l'opération et comme il n'y avait aucun
symptôme grave, Th. quitta l'hôpital à sa demande.

« Le 10 *août*, fomentations belladonées.

« Le 15, amélioration mais légère ophtalmie ; continuer
les fomentations.

« Le 17, petit vésicatoire sur la tempe gauche.

« Le 24, pas de douleur mais la rougeur persiste et au
plus léger examen de l'œil la conjonctive s'injecte fortement. Applications d'eau froide.

« Le 27. Amélioration. Continuer le traitement.

« Le 31. Le mieux s'accentue.

« Le 3 *septembre*. Après l'emploi de l'atropine et
la fixation de l'œil comme ci-dessus, incision avec la
large aiguille et introduction des ciseaux à canule. Introduction au travers de la pupille du côté du cristallin de la
pointe mousse et division facile du pont de fausses mem-
branes. — Application d'extrait de belladone autour de
l'œil.

« Le lendemain il pouvait lire facilement et voir l'heure
à une montre.

« Le 7 *sept*. (La belladone n'avait pas été employée
pendant les quelques jours précédents). La pupille gau-

che était centrale, presque circulaire et se dilatait et contractait rapidement d'une manière sensible en exposant l'œil à l'ombre ou à la lumière. Il lisait parfaitement les plus petits caractères et reconnaissait les gens à plusieurs centaines de yards. Pas de douleur, seulement une très légère rougeur. Les objets apparaissaient toujours légèrement voilés, mais cela pouvait provenir de l'inflammation spécifique primitive de cet œil. Aucune obstruction ne restait visible sur la pupille ou sur le cristallin ; prescription : eau froide.

« Le 8 *sept*. Après avoir été exposé à la pluie le jour auparavant, il eut une légère ophtalmie et des douleurs dans l'œil opéré ; je fis cesser les applications d'eau froide et j'appliquai un bandage avec un tampon de laine.

« Le 14 *sept*. L'œil gauche guéri complètement, je me décidai à rétablir la pupille droite. Dans cet œil avec lequel il avait pu lire, la fausse membrane paraissait beaucoup plus transparente que l'ancienne obstruction de la pupille opposée, mais aucun bord de la pupille n'était libre. Je fis usage de l'atropine, de l'écarteur et de la pince comme ci-dessus. Je perçai la cornée à son bord externe avec l'aiguille large avec laquelle j'ouvris aussi l'occlusion pupillaire à son rebord *interne*. J'introduisis alors le crochet à iris (spatule) et l'ayant passé au travers de l'ouverture faite dans la pupille je le glissai (le crochet en haut) le long du bord supérieur de la pupille, et de nouveau le crochet en bas dans la partie inférieure de la pupille et retirai l'instrument. Cette membrane n'offrit pas une résistance assez considérable pour que le crochet mousse ne pût la surmonter. Mais l'humeur aqueuse s'étant échappée, il fut difficile d'observer à l'instant même l'effet sur la pupille.

La douleur de l'opération passa le même soir.

« Le 16 *sept.* (sans usage de la belladone) il dit qu'il voyait « beaucoup plus clair » qu'auparavant avec l'œil droit.

La membrane était déchirée de part en part, mais il restait encore quelques débris. La pupille réagissait bien à la lumière, ovale, et de dimensions suffisantes ; pas d'inflammation.

Prescription : atropine.

« Le 17 *sept.* Depuis l'instillation des gouttes, il eut des douleurs dans l'œil droit avec vision moins nette. Suppression.

« Le 21 *sept.* Amélioration ; plus d'influence d'atropine.

« Le 24 *sept.* La vision de l'œil droit avait, dit-il, été améliorée depuis l'opération ; mais avec le gauche dans lequel l'opération avait été faite sans résultat pratique pour lui, il voyait aussi bien que le jour avant l'opération (3 septembre).

Il fut engagé comme « emballeur » dans un magasin et il n'a plus qu'une crainte, c'est de perdre sa pension.

« Dans l'œil droit, le résultat était moins satisfaisant, comme quelques débris avaient été laissés dans le champ pupillaire. Dans l'œil gauche, il y avait eu un espace suffisant pour introduire la spatule dans la pupille obstruée, et ainsi la fausse membrane avait été soulevée et détachée de sa capsule dans sa totalité et avant d'être divisée. Cette opération aurait dû être imitée sur l'œil droit et (après avoir fait l'ouverture du côté interne de la pupille en pé-

nétrant par le bord externe de la cornée) la spatule aurait
dû soulever la membrane avant de la diviser.

« Dans les cas dans lesquels l'iris est adhérent en un
ou deux points seulement, la paresse et la difformité de
la pupille peuvent être facilement guéries par une opération.

« Chez une jeune fille dont la pupille était adhérente,
(de la forme d'une clepsydre, après atropine), je fis usage
de l'aiguille large, et alors la spatule, introduite au-des-
sous des insertions inférieures et supérieures, les détacha
les unes après les autres. La pupille devint alors libre et
circulaire. »

Telle est la première relation de Streatfeild.

Dans *Ophthalmic Hospital Reports* de 1859, p. 306
et suivantes, se trouve le second mémoire publié par le
même auteur sur la corélyse. Voici le résumé de ce long
mémoire, analysé par le docteur Testelin, dans le t. II du
vol. XLVI des *Annales d'Oculistique* (1861).

L'auteur rappelle son premier travail. Dans un but
d'abréviation, et pour faciliter l'intelligence de ses des-
criptions, il propose de donner le nom de *corélyse* à toute
opération chirurgicale ayant pour objet de débarrasser
la pupille des adhérences qu'elle peut avoir contractées
avec quelque partie que ce soit.

La pratique ordinaire, je crois, a consisté à ne rien
faire dans les adhérences partielles, au moins chirurgica-
lement, à moins que la vision ne fût considérablement
altérée ; cette abstention est, je crois, une erreur, et
l'on doit, dans beaucoup de cas, recourir à la corélyse,
le risque de blesser le cristallin en opérant ou de déter-

miner quelque inflammation étant beaucoup moins considérable qu'on ne l'a supposé.

On ne saurait dire à l'avance quand l'action de la belladone sera efficace ou non, il faut donc toujours y avoir
recours. Quand les adhérences ont lieu entre le bord
pupillaire et une fausse membrane qui occupe l'aire de la
pupille, la corélyse seule peut réussir.

La base de la nouvelle méthode est indiquée par l'ap-
pellation qui lui a d'abord été donnée : *Rétablissement
de la pupille.*

Les avantages de la corélyse sur l'établissement d'une
pupille artificielle, sont : l'existence d'une pupille centrale et mobile, et la conservation de la faculté d'adapta-
tion. Je dois dire pour ceux qui craignent la déchirure
de la capsule cristalline, que, sur 50 cas, je n'ai vu
qu'une seule fois s'établir une cataracte, lorsque j'avais
pu constater l'état de transparence du cristallin. L'opérateur ne se décidera à la pratiquer qu'après l'emploi de
l'atropine et de l'ophtalmoscope; celui-ci aura pour utilité
de décider si un espace qui paraît clair est réellement
libre, ou si une obstruction qui paraît complète ne laisse
pas un petit espace pour l'introduction de l'instrument.

La corélyse ne doit jamais être tentée tant qu'il existe
de la rougeur ou d'autres signes d'inflammation. Je ne la
propose pas comme moyen de guérir l'iritis, bien qu'elle
puisse en empêcher le retour.

Quant aux motifs qui me portent à donner la préférence à la corélyse, les voici : 1° Dans les cas où j'ai eu
des insuccès, les malades ont pu subir l'iridectomie
comme si rien n'avait été fait; 2° Jamais elle n'a provoqué
la cataracte; 3° Une synéchie peut provoquer le retour de

l'iritis : de là une adhésion plus étendue. Chaque fois donc que j'ai la plus petite adhésion, je la déchire. Et l'opération me paraît avoir moins d'inconvénients que la perspective d'une récidive.

Déterminer les cas où la pupille peut être rétablie est assez difficile, de même ceux dans lesquels il vaut mieux recourir à l'iridectomie. Toutefois, on exclut *à priori* les cas où la fausse membrane est très opaque, épaisse et unie intimement à la capsule. Les adhérences qui comprennent plus que le bord pupillaire contre-indiquent la corélyse. Enfin, lorsque l'adhérence a lieu avec la capsule du cristallin et non avec une fausse membrane et qu'elle embrasse presque toute la circonférence de la pupille, on obtient rarement un succès, car fréquemment l'adhérence se reproduit.

Les détails de l'opération de la corélyse varient beaucoup, suivant le degré de résistance ou d'élasticité des adhérences. L'opération doit être rapidement terminée, afin d'éviter la perte de l'humeur aqueuse.

Les instruments nécessaires sont un écarteur et la pince à fixation, une large aiguille, une spatule-crochet. L'aiguille ne doit faire qu'une ouverture suffisante pour le passage des autres instruments.

Mon crochet-spatule a, dans sa portion terminale, un quart de pouce et doit avoir une épaisseur égale, sans être trop aminci; afin qu'il reste très mousse, son poli doit être parfait. J'en ai un peu réduit la largeur, qui est maintenant de 1 1/2 pouce anglais[1].

---

[1] Ceci est une erreur d'analyse de Testelin. Streatfield dit environ $\frac{1}{24}$ de pouce, soit une demi-ligne.

Lorsque des bandes d'adhésion existent dans des points variés de la circonférence de la pupille sans grande séparation entre elles, la corélyse est difficile à exécuter ; s'il existe un assez grand intervalle, c'est le point de la circonférence de la cornée qui y correspond qu'il faut ouvrir, afin d'introduire le crochet-spatule et de détacher les bandes adhésives, mais si l'espace n'est pas considérable, on ne peut agir efficacement sur les bandes correspondant au côté de la cornée qui a été ouvert, il faut établir une nouvelle ouverture dans le point opposé de la cornée : ceci ne peut s'effectuer qu'à la condition que l'opération s'exécute promptement, à cause de l'écoulement de l'humeur aqueuse.

Lorsque les bandes à détacher sont anciennes et très solides, l'iris est tellement tiraillé qu'il semble qu'il va se séparer de ses attaches aux procès ciliaires, mais cela n'arrive jamais, les adhérences cèdent toujours. Il existe une grande difficulté pour pratiquer la corélyse lorsque l'on doit débarrasser la pupille d'une fausse membrane ; s'il n'existe pas d'ouverture, il faut en pratiquer une.

J'ignore jusqu'à quel point il faut que la capsule soit lésée pour produire une cataracte, mais je suis sûr de l'avoir souvent touchée avec mes instruments, sans qu'il en soit résulté de conséquences fâcheuses.

Voici quelle est ma manière d'opérer : Après l'usage de l'atropine, je fais coucher le malade et je me tiens derrière lui ; le plus souvent le malade a été chloroformé. Je choisis une aiguille un peu plus large que le crochet-spatule. Je saisis un fort pli de la conjonctive avec des pinces à mors, du côté opposé à celui de la ponction et par ce moyen je fixe l'œil et le dirige comme je l'entends. Il est impossible de dire d'une manière générale dans quel point de la cornée ou même à quelle distance de sa circonférence il faut pratiquer sa ponction ; ce point est dans chaque cas des plus important, mais il devient un point fixe qui sert de base à tout le reste des manœuvres opératoires. Je ne la pratique pas d'ordinaire très près de la circonférence, d'ordinaire à une ligne de ce point ; ce qui me sert de règle, c'est : 1° que toute adhérence postérieure doit être détachée aussi près que possible du cristallin ; 2° qu'il faut examiner si la bande correspond à la pupille quand elle est contractée ou dilatée ; 3° qu'il faut noter à quel point de la convexité du cristallin elle correspond, car il importe que celui-ci ne soit point comprimé par l'instrument, lorsqu'il passe au-devant de lui pour aller saisir la bande près de son point d'attache.

D'un autre côté, il n'est jamais indiqué de ponctionner loin de la circonférence de la cornée, sans quoi l'extrémité de l'instrument viendrait toucher le cristallin.

Quand la vision est empêchée par une fausse membrane obstruant la pupille, tous les cas ne sont pas favorables pour la corélyse. Les meilleurs sont ceux dans lequels l'iris occupe sa situation normale; la membrane qui occupe la pupille est sur le même niveau que l'iris. Lorsque la fausse membrane paraît occuper toute la pupille, il faut faire usage de l'atropine pour découvrir avec l'ophtalmoscope s'il n'existerait pas quelque fente qui pût livrer passage au crochet-spatule. Lorsque la fausse membrane ne présente aucune ouverture, j'en pratique une à l'aide de l'aiguille qui a ponctionné la cornée portée sur la fausse membrane dans un point opposé à celui de son introduction. Je soulève alors la fausse membrane pour l'écarter du cristallin, et je la transperce avec la pointe de l'aiguille, par l'ouverture ainsi faite je puis agir avec la spatule.

Quant au traitement consécutif, j'emploie l'atropine soir et matin et des applications froides. Je n'ai vu après la corélyse d'autres accidents qu'une iritis. Quand les adhérences se sont produites, j'ai pu renouveler l'opération ou pratiquer l'iridectomie.

En 1860, dans les *Archiv für Ophthalmologie*, VII, 1, le docteur Adolph Weber, de Darmstadt, public un long travail intitulé : Décollement non sanglant de la marge pupillaire de l'iris de ses adhérences à la capsule cristallinienne. Corélyse. Nous emprunterons au docteur Von Biervliet, de Bruges, l'analyse de cet article publié dans les *Annales d'Oculistique*, vol. XLIX, p. 135.

Cette opération qui constituait autrefois un temps de l'opération de la cataracte par réclination, quand il existait des adhérences anormales entre l'iris et la capsule du cristallin, a été remise en honneur par M. Streatfeild, dans le traitement des synéchies postérieures non compliquées d'opacités du système cristallinien.

Les adhérences qui s'établissent entre l'iris et la capsule sont une source de dangers pour l'intégrité de la vision, ainsi que l'a fort bien démontré le professeur de Graefe; elles finissent par déterminer l'inflammation de la choroïde et l'atrophie du bulbe oculaire. La corélyse est indiquée dans les cas de synéchie postérieure partielle, si petite qu'elle soit, lorsqu'elle gêne la vision, que celle-ci ne s'exerce plus que par un seul œil, ou lorsque surviennent des inflammations réitérées qui ne reconnaissent d'autres causes que l'altération préexistante. Quand l'iris adhère à la capsule par son bord pupillaire tout entier, sans que la pupille soit complètement oblitérée, alors il faut, pour opérer, que l'œil ait conservé à peu près toute sa puissance visuelle, l'autre œil se trouvant dans le même état que son congénère ou parfaitement sain; ou bien que le malade puisse encore lire, de l'œil à opérer, le numéro 3 de l'échelle de Jaeger, l'autre œil étant tout à fait sain ou tout au moins meilleur que son congénère. Lorsque ces conditions ne se rencontrent pas, il faut donner la préférence à l'iridectomie sur la coré-lyse.

Enfin l'opération paraît indiquée aussi quand la marge de la pupille est unie, dans son pourtour, à la capsule du cristallin, par de nombreuses synéchies, dont on ne peut guère espérer la résorption, l'autre œil étant sain ou meilleur que son congénère.

La corélyse est contre-indiquée aussi longtemps qu'il existe le moindre symptôme d'iritis, quand il y a des signes de gêne de la circulation choroïdienne, lorsque l'iris bombe dans la chambre antérieure, quand la pupille est complètement oblitérée; il va sans dire qu'on s'abs-tiendra d'opérer dans le cas de leucome central, avant d'avoir cherché à rompre les adhérences par les mydria-tiques.

Le manuel opératoire, proposé par M. Weber, diffère légèrement de celui de Streatfeild; le chirurgien anglais ponctionne la cornée plus près de la sclérotique; pour rompre les adhérences, il se sert d'une spatule plus étroite échancrée sur un de ses bords. Le jour avant l'opération, on instille à plusieurs reprises dans l'œil une solution d'atropine. Le sujet couché sur le dos, on ponctionne la cornée à 4 millimètres environ de son centre, au moyen d'une forte aiguille à paracentèse de Desmarres ; la ponction doit être faite du côté externe de la membrane ; l'instrument est enfoncé parallèlement à l'iris, à la profondeur d'environ deux millimètres. On introduit à travers la plaie une petite spatule droite, aplatie, large de 1 millimètre et demi, longue de 4 millimètres. On fait glisser l'instrument entre la capsule et l'iris et l'on essaye de rompre les adhérences par des mouvements circulaires imprimés au manche de la spatule. Les synéchies situées près de la plaie de la cornée sont rompues au moyen d'un petit crochet recourbé à angle droit ; il vaut mieux s'abstenir d'efforts trop grands au risque de laisser quelque adhérence qu'il faudra détruire plus tard par l'emploi des mydriatiques, ou par une seconde opération. Lorsque l'iris adhère à la capsule dans toute l'étendue de la marge de la pupille, il faut opérer avec bien plus de précautions que dans le cas de synéchies partielles ; la brèche faite, l'opération ne présente pas plus de difficultés que pour les adhérences incomplètes : l'auteur blâme Streatfeild d'avoir employé une aiguille tranchante pour se frayer un passage entre la capsule et l'iris dans le cas de synéchie complète. L'opération achevée, on instille entre les paupières quelques gouttes d'une solution d'atropine ; on place un bandeau au-devant de l'œil, le sujet reste couché, et l'on exclut soigneusement la lumière de la chambre où il se trouve. Deux heures plus tard, on examine l'œil : si tout va bien, on instille de nouveau quelques gouttes d'atropine et l'on fait un pansement définitif avec du taffetas d'Angleterre, comme pour l'iridectomie.

Si l'état de l'œil inspirait des craintes, on renouvellerait les instillations d'atropine de six heures en six heures. Quand la pupille ne s'est pas dilatée deux heures après l'opération, il faut encore recourir aux instillations d'atropine, appliquer quelques sangsues, des compresses d'eau froide, etc. La position horizontale et la privation de la lumière du jour sont des conditions indispensables au succès de l'opération.

En 1861, Weber publia dans *Archiv für Ophthalmologie*, VIII, 1, une nouvelle remarque sur l'opération de la corélyse.

Les observations qu'il a faites depuis ses premières communications ont confirmé l'innocuité de ce mode opératoire ; relativement aux indications et aux contre-indications, il faut observer ce qui suit.

Il faut se garder soigneusement d'opérer pendant la période inflammatoire de l'iritis ; l'opération est très souvent indiquée comme préparation à l'iriddésis, ainsi que l'a fait remarquer Streatfeild ; vu son innocuité, elle peut être pratiquée sur des sujets borgnes.

Quant au procédé opératoire, voici les modifications qu'il a apportées. Il emploie toujours le chloroforme chez les malades indociles ou remuants ; il pratique toujours la ponction de la cornée en dehors et à distance égale du centre et du bord de cette membrane. Il est très important de ne pas écarter la spatule de la capsule antérieure avant d'avoir détaché toutes les synéchies. La spatule primitivement employée par l'auteur a été remplacée par un crochet mousse qui permet de manœuvrer avec une plus grande facilité.

DIMENSIONS DE L'INSTRUMENT

Longueur du crochet. . .	3 millimètres.
Largeur à l'ouverture. . .	2,5 —
Largeur à la courbure. . .	1,5 —
Diamètre du compas. . . .	0,5 —

Au congrès d'ophtalmologie, séance du 2 octobre 1862, M. Hasner lit un travail sur l'opération de la corélyse.

Dans tous les cas, dit-il, la synéchie postérieure doit être regardée comme une maladie des plus fâcheuses. On est donc autorisé à chercher une guérison radicale de cette maladie, guérison qu'on n'obtient que très exceptionnellement par l'application méthodique des mydriatiques. L'iridectomie est un moyen fort faillible bien qu'il réussisse mieux si on place l'ouverture nouvelle en haut où les désavantages photométriques sont moindres. A ces moyens, on peut substituer, avec un grand avantage, comme l'a dit M. Weber, la méthode opératoire par laquelle on détache la synéchie de la capsule antérieure du cristallin.

L'opération que j'emploie et qui m'a réussi dans plusieurs cas traités dans ma clinique, consiste à pratiquer une incision périphérique linéaire à la cornée et à y introduire une érigne, à la pousser derrière l'iris, autour de la synéchie et à déchirer celle-ci par une traction lente et douce en faisant suivre à l'instrument la courbe du bord pupillaire libre.

Ce procédé regardé comme très difficile par des chirurgiens de mérite, est, je crois, au contraire, d'une simplicité, d'une facilité extrême et entièrement exempt de dangers. Son effet est radical. Dans aucun cas, je n'ai vu l'opération suivie d'iritis ou de cataracte. Des gens très autorisés m'ont plusieurs fois objecté que toute opération pratiquée sur une synéchie peut être suivie de cataracte. A cela je puis répondre que dans aucun de mes cas, le moindre trouble du cristallin n'a pu être observé.

M. de Graefe, d'après son expérience personnelle, prétend que cette opération est moins innocente qu'on paraît le croire, que les indications en sont restreintes, qu'elle est même parfois dangereuse.

M. Desmarres lui a reconnu dans la pratique de sérieux inconvénients, la cataracte, le phlegmon de l'œil sont des dangers qu'on doit avoir présents à l'esprit. M. Knapp se range à l'avis de M. de Graefe. Parmi les accidents fâcheux qu'il a vu suivre cette opération, tant en Angleterre que dans sa pratique, il peut citer : 1° L'iridodyalise avec hémorragie et irritation inflammatoire interne du globe ; 2° la déchirure de la capsule du cristallin, avec cataracte subséquente et inflammation glaucomateuse de l'œil ; 3° l'impossibilité de détacher les synéchies.

En 1863, dans son *Traité théorique et pratique des maladies des yeux*, t. I, p. 450, de Wecker parle ainsi de la corélyse : Après avoir fait remonter à Wenzel et à Arnemann l'idée première de détacher les synéchies postérieures, il décrit les procédés de Streatfeild et de Weber puis il ajoute : « Il faut se demander si des synéchies isolées pourraient provoquer des désordres assez étendus pour engager le chirurgien à recourir à une opération que nombre de praticiens très habiles ne regardent pas comme aussi inoffensive que le croient MM.

Streatfeild, Weber et de Hasner. On peut observer des
malades chez lesquels une seule synéchie cause de l'iridalgie et une disposition très prononcée aux rechutes
inflammatoires. »

Dans ces cas, si le traitement médical a paru sans effet,
il est permis de songer au moyen chirurgical, et l'idée
de conserver l'iris intact en détachant les adhérences qui
le retiennent à la capsule nous semble très naturelle.
Evidemment la corélyse serait préférable à l'excision s'il
était prouvé que la première de ces opérations fût aussi
peu dangereuse que la seconde. Avouons que, jusqu'à
présent, aucune statistique bien exacte ne permet de
conclure d'une manière définitive.

Streatfeild s'en est tenu à des chiffres vagues. Weber
n'indique pas le nombre des opérations qu'il a pratiquées,
et de Hasner, pour sept cas et un insuccès se prononce
en faveur de la corélyse.

En somme, nous pensons que le crochet ou la spatule
avec lesquels on détache le bord pupillaire peuvent être
entre les mains d'un habile praticien, sans danger pour le
cristallin, mais que cette opération ne doit jamais s'éten-
dre au-delà des synéchies isolées sur un iris presque
complètement intact. Encore faut-il se demander si le
déplacement de la pupille qui, en altérant l'iris le détache
de la capsule, ne pourrait pas remplacer avantageusement
le dégagement pupillaire.

En 1865, Mackensie dans son *Traité pratique des
maladies de l'œil*, décrit l'opération de Streatfeild et
celle de Weber et il ajoute, que la corélyse, bien qu'elle
soit encore discutée, est certainement une bonne opéra-

tion, il cite Hasner et se range à l'opinion de Weber, disant qu'il ne faut pas chercher à élargir le rayon d'indications de la corélyse si l'on veut lui conserver, dans la chirurgie oculaire, la place à laquelle elle a droit de prétendre.

En 1869, Passavant publie dans l'*Archiv für Ophtalmologie*, vol. XV, page 259, une communication écrite à A. V. Graefe sur une méthode de la corélyse. Voici comme il s'exprime :

« C'est avec plaisir que je réponds à votre invitation de vous donner quelques explications sur un procédé que j'emploie depuis plus d'un an pour rompre les synéchies postérieures. Je ne vous conterai pas tous les essais précédents pour déchirer les synéchies, mais je crois y avoir trouvé le droit de chercher une autre méthode. Je ne parlerai pas davantage des indications d'une opération contre cette affection, je dirai seulement, en général, que je les ai faites aussi bien pour des synéchies isolées et punctiformes, que pour de très nombreuses et même de très larges et jusqu'à présent, toujours avec le même résultat.

« Cette petite opération consiste simplement dans une ponction que je fais au bord de la cornée, puis j'introduis une pincette à iris qui saisit cette membrane, et qui par une douce traction déchire les synéchies du bord pupillaire, puis je retire la pincette sans que l'iris pénètre dans la plaie de la cornée.

« J'ai fait cette opération la première fois l'an dernier sur un œil cataracté présentant une synéchie postérieure, et cela avec l'intention, si cette portion saisie de l'iris devait s'enflammer, de l'enlever par une iridectomie. Je croyais n'avoir pas d'autres inconvénients à craindre de cette petite opération si toutefois l'iris n'était pas enclavé. Le résultat de cette première opération fut si satisfaisant, sans aucune trace de réaction nuisible, que bientôt après je l'exécutai sur des yeux non cataractés. Ce qui prouve que cette lésion de l'œil est peu dangereuse, c'est que sur cinquante opérations pareilles, je n'ai pas eu une seule fois de mauvaises suites, et que dans quelques cas où il y avait plusieurs synéchies, j'ai pu répéter la même opération sur le même œil, quelquefois même au bout de deux jours.

« J'ai fait toujours la petite incision avec la lance presque à la limite antérieure entre la cornée et la sclérotique, de telle sorte que l'ouverture interne du petit canal de la blessure était assez éloignée de la périphérie de l'iris pour éviter un prolapsus et pourtant assez périphérique pour pouvoir saisir l'iris. L'incision fut faite de telle sorte qu'elle correspondit à la place de l'adhérence, c'est-à-dire dans le même méridien que celle-ci et toujours assez grande pour qu'une pincette à iris pût s'ouvrir sans peine.

« Lorsqu'on introduit la pincette, l'humeur aqueuse s'écoule. Saisir l'iris, l'attirer légèrement, le lâcher et sortir avec précaution, voilà toute cette petite opération.

« Lorsque deux synéchies étaient l'une à côté de l'autre et que les deux ne se sont pas déchirées en même temps, j'ai quelquefois saisi l'iris une deuxième fois pour déchirer la seconde. Mais je désire considérer ce procédé comme exceptionnel, et je crois qu'il vaut mieux se contenter en général de la déchirure d'une seule synéchie et renvoyer les autres pour un autre jour. Ce procédé me paraît plus

sûr que de rester trop longtemps dans la chambre antérieure, l'humeur aqueuse s'étant partiellement ou totalement écoulée.

« L'enclavement de l'iris dans la plaie cornéenne est
sûrement le danger le plus à craindre pour cette petite
opération. Je l'ai heureusement évité jusqu'ici, mais si
malgré toutes les précautions l'iris devait pénétrer dans la
cornée, il faudrait recommander d'en faire soigneusement
la reposition avec une petite spatule ou quelque autre instrument adapté à ce but. Pour éviter que l'iris ne reste pris
dans les bras de nouveau ouverts de la pincette et pour
empêcher qu'on ne l'entraîne dans la blessure cornéenne,
il faut faire usage d'une pincette mousse, sans dents de
souris. Pour prouver que cette crainte n'est pas purement
théorique, je citerai le cas suivant. Un de mes collègues
et amis auquel j'avais recommandé mon opération, me raconte qu'il avait détaché chez un jeune homme, 5 adhérences par 5 opérations successives et répétées à quelques
jours de distance (deux sur l'œil droit, trois sur l'œil gauche). Sur l'œil gauche les opérations furent tout à fait
normales, la pupille devint mobile et parfaitement ronde,
Sur l'œil droit la mobilité de la pupille fut aussi rétablie,
mais à une des ponctions il se développa une synéchie antérieure périphérique qui guérit après de légers symptômes inflammatoires.

« La rupture d'une seule ou même de quelques adhérences punctiformes du bord pupillaire avec la capsule,
est si simple d'après la méthode décrite ci-dessus qu'il
me paraît inutile de l'appuyer par des observations. Je
n'en donnerai donc comme exemple qu'une seule où des
synéchies larges et multiples ont été rompues.

Mlle C. R., âgée de 19 ans, avait sur les 2 yeux
des synéchies depuis un temps assez long. Sur l'œil droit
il y en avait deux punctiformes en haut et une troisième
plus large au bord inférieur de la pupille. A l'œil gauche
il y avait quatre adhérences ; trois étaient punctiformes,
la quatrième située au côté interne était large. Des instillations répétées d'atropine n'arrivèrent pas à rompre
ces anciennes synéchies, il y avait en même temps une
légère choroïdite (suivent 2 figures montrant la position des adhérences après l'atropine), ces diverses adhérences furent détachées quelques-unes après des inter-
valles de 3 jours, quelques autres au bout de 8 à 15 jours
pendant lesquels la jeune malade retourna chez elle et
s'occupa des soins du ménage. La première opération
fut faite le 14 avril, la rupture de la dernière synéchie
eut lieu le 15 juin. Les pupilles sont à la suite de ces
opérations parfaitement mobiles et rondes sur les 2 yeux.
A la loupe on reconnaît les points où les adhérences ont
été déchirées par la persistance d'un peu de pigment
noirâtre sur la capsule antérieure. Il faut en outre mentionner que malgré la rupture de toutes les synéchies,
la choroïdite a persisté et nécessité au mois d'octobre
des émissions sanguines.

« L'avenir seul démontrera si la rupture totale des
synéchies a supprimé ou seulement diminué la tendance
à de nouvelles irritations de l'iris, et à la formation de
synéchies. Jusqu'à présent je n'ai pas observé de récidive.
C'est là le résultat auquel nous devons aspirer.

« Il est à peine utile de mentionner que pour cette
opération l'œil doit être bien fixé, et qu'un pansement est
nécessaire jusqu'à la guérison de la petite plaie cornéenne.

« Pour la rupture de synéchies antérieures, nous possédons d'autres méthodes, toutefois je ne veux pas passer sous silence que j'ai rompu avec mon procédé des synéchies antérieures dans le voisinage de la pupille.

« Je serai très heureux si cette petite opération dont j'ai eu souvent à me louer obtenait votre approbation. »

Le 28 mai 1870, Ogston, écrit ce qui suit dans le *Medical Times and Gazette :* « Une seule synéchie est un danger pour l'avenir ; si l'atropine ne peut pas la détruire, le mal empirera toujours. Le traitement de la synéchie postérieure est un des points les moins satisfaisants de la pratique ophtalmologique. »

Après avoir critiqué les opérations de Streatfeild et de Weber comme trop dangereuses pour être essayées, il décrit celle de Passavant et dit :

« Le travail de Passavant paraissait si honnêtement écrit, que nous avons essayé sa méthode dans le premier cas qui se présenta à l'hôpital d'Aberdeen. Dans ce cas, comme dans tous ceux que j'ai essayés, l'opération n'eût pas de mauvaises suites pour l'iris, mais quoique l'on vît se rompre l'adhérence, la contraction de la pupille qui suit invariablement l'issue de l'humeur aqueuse permettait aux deux bouts de la synéchie de se rapprocher tellement l'un de l'autre qu'ils s'unissaient de nouveau malgré un usage libéral de l'atropine, et lorsque la blessure de la cornée était guérie on trouvait le même état qu'avant l'opération seulement l'adhérence était plus mince. »

Dans les opérations ci-dessus la faute principale est qu'elle nécessite la sortie de l'humeur aqueuse et permet ainsi à la contraction de la pupille qui en résulte, de réunir les deux bords séparés de l'adhésion. Elles montrent toutefois avec quelle impunité on peut manipuler l'iris et qu'une iritis n'est pas la suite usuelle d'une intervention faite avec soin et à propos.

Le mode suivant d'opération dans les cas de synéchies limitées, pour les cas où l'iridectomie est une mesure trop grave, est basé sur deux faits :

1° L'iris est un tissu suffisamment dense pour résister très décidément aux efforts faits pour le transpercer. Il sera plutôt repoussé devant la pointe d'un instrument tranchant, de telle sorte qu'on déchirera plutôt les synéchies qu'on ne le transpercera.

2° Que si l'on empêche l'humeur aqueuse de s'échapper, un instrument peut être introduit dans la chambre antérieure, et l'iris peut être manipulé sans produire une contraction de la pupille atropinisée.

La pupille étant suffisamment sous l'influence de l'atropine et le malade soumis au chloroforme, l'écarteur est appliqué aux paupières, et l'œil fixé avec une pince. On étudie alors exactement la situation de l'adhérence, s'il est nécessaire, avec la lumière artificielle concentrée. Ce dernier moyen n'est nécessaire que lorsque la lumière du jour est insuffisante, ou qu'il existe des opacités cornéennes. Une aiguille est alors introduite à travers la cornée, près du bord de la sclérotique, à une distance considérable de l'adhérence et dans une direction telle que, lorsqu'on la pousse en avant, elle croise à angle droit le rayon du cristallin sur lequel l'adhérence est située (dans la portion de la cornée opposée à l'adhérence). L'aiguille est alors poussée en avant dans la chambre antérieure, et guidée par l'opérateur, de telle façon que sa pointe s'en-

gage dans le bord pupillaire de l'iris à la racine de l'adhérence. Le simple contact de la pointe de l'aiguille avec
l'iris est suffisant pour cela, et il ne faut pas essayer d'en-
foncer l'aiguille dans le tissu irien; par une légère action
de levier de la pointe de l'aiguille contre la périphérie de
l'iris, la blessure de la cornée servant de point fixe, l'adhérence est déchirée, et l'aiguille retirée lentement de l'œil.
L'opération est terminée.

L'aiguille dont je me sers est arrondie à la pointe, de
façon à n'être pas trop aiguë. Il paraît ne pas y avoir de
réaction à la suite de cette légère intervention.

La simplicité de ce procédé rend inutile la description
détaillée des observations, mais la suivante montrera
qu'elle réussit souvent là où la méthode de Passavant
échoue.

Obs. — « G. T., âgé de dix-huit ans, fut admis dans
l'hôpital d'Aberdeen le 25 octobre 1869 avec des opacités
nébuleuses des deux cornées et des synéchies postérieures.
La pupille droite était presque totalement adhérente, la
gauche seulement sur deux points, en haut et en dehors.

« Le 28 octobre l'adhérence externe de l'iris gauche
fut déchirée par la méthode de Passavant, il n'y eut pas
de réaction subséquente, et l'adhérence se rétablit à peu
près aussi grande qu'auparavant, malgré l'emploi assidu
de l'atropine. Le 23 novembre, une iridectomie fut faite
sur l'œil droit avec un succès complet.

« Le 16 décembre, l'adhérence externe de l'œil gauche
fut déchirée par l'opération décrite ci-dessus, et, le
21 décembre, la même opération fut faite sur l'adhérence
supérieure; le résultat fut une pupille ronde et mobile,

et le jeune malade fut renvoyé guéri le 27 décembre,
avec ordre de revenir six semaines plus tard pour traiter
les nébulosités de la cornée. »

En 1870, Mauthner dans *Wiener med. Presse,* page
15, dit qu'il a fait dans quelques cas la corélyse d'après
le procédé de Passavant et toujours avec succès.

La même année Reuss écrit (*Wiener med. Presse,*
p. 945 et 1067) qu'il a pratiqué avec succès le mode opératoire de Passavant, une fois surtout dans un cas où la
synéchie était assez large pour indiquer l'iridectomie.

Joy Jeffries, a fait treize fois l'opération de Passavant
sur quatre yeux de trois malades. Chez l'un sept fois dans
le même œil. Les résultats furent très satisfaisants ; com-
plets dans trois yeux et sur le quatrième qui avait les
sept synéchies, il resta une seule place immobile sur le
bord pupillaire probablement à cause d'une large adhérence cachée sous l'iris.

Nagel se déclare satisfait des résultats de Passavant.
Toutefois, dans deux cas, une synéchie antérieure rem-
plaça la postérieure; quelquefois la synéchie postérieure
se reforma.

Le 26 janvier 1871, dans *Boston med. and Surg.
Journal,* le docteur Joy Jeffries présente un rapport sur
l'opération de Passavant, sous l'influence de l'éther, puis
sans son intermédiaire , et ensuite avec l'emploi de
l'oxyde nitreux (protoxyde d'azote).

Ayant rappelé son rapport du 15 septembre 1870,
touchant le résultat de 13 opérations de Passavant, il a

de nouveau à sept reprises différentes employé cette méthode.

« Cette opération a toujours réussi tant dans les mains du docteur Passavant que dans les miennes. Si le docteur Ogston n'a pas réussi dans ses essais, je pense qu'il arrive à ce résultat parce qu'il fait à la cornée une incision beaucoup plus large et plus périphérique qu'il n'est nécessaire. Il en résulte qu'il est impossible à l'humeur aqueuse de se reproduire avec assez de promptitude. Je n'ai nullement éprouvé les difficultés que ce chirurgien dit avoir rencontrées. Aujourd'hui il opère d'une manière différente, mais que je prétends être bien plus dangereuse; on court trop le risque bien inutile de blesser le cristallin ce qui doit suffire pour nous engager à nous en tenir au procédé de Passavant, méthode nullement difficile pour ceux qui ont quelque habitude des opérations qui se pratiquent sur l'œil. »

En 1872, Galezowski dans son *Traité des maladies des yeux* décrit le procédé de Streatfeild, il ajoute que malgré les avantages de cette méthode, elle n'est pourtant pas exempte de dangers. Il cite Hasner et se range à l'opinion de Weber et à celle de Warlomont et Testelin (supplément à Mackensie).

La même année M. de Wecker écrit au docteur Reuss, professeur d'ophtalmologie à l'Université de Vienne (Extrait du *Wiener med. Wochensch.*) le résultat de son expérience sur la corélyse.

« En ce qui regarde le procédé de Passavant, je dois déclarer que le principe n'en est pas nouveau. En 1863 je terminais l'article corélyse par ces mots : Encore faut-il se demander si le déplacement de la pupille qui, si l'on attire l'iris, se détache de la capsule, ne pourrait pas remplacer avantageusement le dégagement pupillaire? Passavant, six ans plus tard, a répondu affirmativement. Pour moi je crois avoir résolu cette question en sens contraire. L'objection réelle que j'élève en général contre la corélyse et en particulier contre la méthode de Passavant, est qu'il est difficile d'éviter que l'iris ne se soude à la plaie périphérique de la cornée, produite pour donner passage à l'instrument dont on se sert pour décoller l'iris, et qu'on obtient après l'enlèvement de la synéchie postérieure une synéchie antérieure.

« En général les diverses méthodes de corélyse n'ont pas pu s'établir dans la pratique parce qu'elles produisent plus de dommages que de résultats utiles. »

Pour terminer il cite l'observation d'un malade qui pour se débarrasser d'une synéchie antérieure filiforme se fit opérer par le professeur Hasner de Prague, ensuite par le professeur Knapp, en troisième lieu par lui. Le résultat de toutes ces opérations fut le gain de trois nouvelles soudures périphériques et la conservation de son ancien mal.

En 1872, Schweigger, dans son traité, dit qu'il n'y a aucune indication pour faire la corélyse. Si les synéchies nécessitent une opération, c'est l'iridectomie qu'il faut faire.

Si l'iridectomie n'est pas nécessaire, il faut s'abstenir de toute autre opération.

La même année, Passavant, dans *Wiener medic. Wochens.*, défend énergiquement son procédé opératoire contre les attaques de Wecker et dit que de nombreuses expériences aussi bien personnelles que d'autres opérateurs, prouvent que lorsque l'on s'en tient exactement à ses préceptes, on évite aussi bien la formation des synéchies que tout autre accident.

En 1874 Arlt dans *Graefe et Sæmisch*, vol. III, dit à l'article « Corelysis » : Une certaine peur que provoquait la présence de plusieurs et même d'une seule synéchie, sans que pour cela elle fût très souvent justifiée en rien a conduit à ce procédé opératoire.

Après avoir décrit les procédés de Streatfeild, de Weber et de Passavant, il ajoute que pour lui quand une opération chirurgicale est nécessaire il a recours à l'iridectomie.

En 1875, dans son *Traité des maladies des yeux*, Brudenell Carter de Londres parle de Streatfeild et de Passavant :

« J'ai pratiqué ces deux opérations très fréquemment et mon expérience m'a amené à abandonner complètement celle de Passavant et de réserver celle de Streatfeild pour les cas dans lesquels il n'y a que une ou deux adhérences très rapprochées et dans lesquels il y a des raisons cosmétiques pour éviter l'iridectomie. Sur une jolie fille avec des yeux bleus et bien ouverts chez laquelle une iridectomie même à la partie supérieure serait un inconvénient sérieux, je ferais la corélyse, mais je crois que j'aurais peine à m'y décider dans toute autre circonstance.

« Quand deux adhérences sont très séparées l'une de l'autre, il faut laisser au moins quinze jours entre les deux opérations.

« Trois opérations exigeraient au moins huit semaines de traitement, et cela sans admettre ni insuccès, ni complication, c'est là une perspective à laquelle le malade hésiterait probablement à se soumettre.

Un défaut bien plus sérieux commun aux deux méthodes est que les adhérences détachées se réunissent souvent. Enfin, dans plus d'un cas, j'ai vu l'opacité du cristallin produite par la traction. Si cela était seulement arrivé après l'opération de Streatfeild, j'admettrais une blessure involontaire de la capsule avec la pointe du crochet, mais j'ai vu le même résultat suivre l'usage de la pince qui était éloigné du cristallin par l'iris et qui n'entra jamais dans la région pupillaire. Je crois donc que la capsule peut se déchirer au lieu de ou en même temps que l'adhérence.

La méthode de Passavant a en outre un autre désavantage c'est qu'il peut se former une synéchie antérieure entre les lèvres de la plaie cornéenne et la partie périphérique de l'iris, ce qui ne serait pas sans danger pour les opérations subséquentes.

En somme mon expérience est défavorable à la corélyse et je ne puis faire chorus avec les louanges exprimées sur les deux méthodes.

Pour diminuer la traction sur les adhérences, j'ai imaginé un crochet tranchant au lieu du crochet mousse de Streatfeild et je crois qu'ainsi une seule synéchie peut être plus sûrement coupée avec moins de chances de réunion. Mais lorsque les adhérences sont multiples les chances de réunion sont plus considérables et l'iris peut produire de nouvelles adhérences périphériques ; on a aussi à redouter une opacité du cristallin, chose si grave qu'il est impossible de ne pas en tenir compte.

En 1875, Schenkl, dans *Prayer Viertelj f. prakt. Heilk*, XI, page 61, a publié une monographie très détaillée sur la corélyse de Streatfeild dans le but de réhabiliter cette opération à moitié oubliée et rarement employée.

Après une introduction historique, il expose les méthodes de Streatfeild, Weber et Passavant, puis il rapporte 30 cas de la clinique de Hasner à Prague dans lesquels la méthode de Streatfeild fut employée seule ou conjointement à l'iridectomie.

La corélyse simple fut faite dans 5 cas pour des synéchies filiformes, dans 5 cas pour des synéchies partielles fixes, dans 3 cas pour une synéchie annulaire avec occlusion pupillaire; dans les autres 17 cas, la corélyse et l'iridectomie furent faites en même temps dans une seule séance; de ces 30 cas, 13 donnèrent un résultat complet, 9 un partiel, le nombre des adhérences ayant été diminué ou une synéchie étendue transformée en une filiforme ; dans 5 cas le résultat fut nul. Dans 3 cas il y eut une terminaison fâcheuse (atrophie progressive du globe ou iritis plastique avec occlusion pupillaire). Les meilleurs résultats sont pour les synéchies filiformes. Dans un cas, il y eut une blessure de la capsule. L'amélioration obtenue consista dans le rétablissement de la mobilité de la pupille, l'augmentation de l'accommodation et de l'acuité visuelle, dans la guérison de névralgies ciliaires et de troubles sympathiques de l'accommodation sur le second œil. Dans un cas le bon résultat obtenu put être constaté au bout de quatorze mois. Dans deux cas de synéchies an‑

nulaires, la communication entre les deux chambres put être rétablie. L'opération ne paraît avoir aucune influence sur l'augmentation glaucomateuse de la pression intra-oculaire.

La cyclite est une contre-indication de l'opération ; cette dernière peut même devenir directement dange-reuse par le tiraillement ou par les hémorrhagies, lors-que les synéchies sont devenues très épaisses et résis-tantes à la suite de fréquentes récidives.

En 1876, dans le supplément au volume XVI de *Kli-nische Monatsblätterf. Aug.*, M. Dor donne le résultat de sa pratique au sujet de la méthode de Passavant. Sur treize opérations qu'il a pratiquées, il a eu huit bons ré-sultats, deux passables, trois mauvais (persistance des synéchies).

En 1876, dans son *Traité des maladies des yeux*, Abadie, après avoir décrit rapidement le procédé de Streatfeild dit : « Cette manœuvre, plus facile à décrire qu'à exécuter, n'est pas toujours exempte de dangers. C'est ainsi qu'en rompant la synéchie, on provoque parfois un enclavement de l'iris dans la plaie de la cornée.

« L'opération de Passavant est très difficile à exécuter, et le seul résultat qu'on en retire le plus souvent est un enclavement dans la plaie nouvelle. »

Il conseille l'iridectomie.

En 1879, de Wecker dans sa *Chirurgie oculaire*, dit : « La corélyse est tombée en désuétude parce que l'on a reconnu qu'on s'était exagéré l'importance de quelques attaches isolées de l'iris. Dès lors, ces procédés n'ont plus leur raison d'être. »

« Si, ajoute-t-il, une véritable iridalgie se rencontrait sur un œil présentant une seule ou quelques synéchies, dans un cas où l'on ne voudrait pas condamner le malade à l'agrandissement permanent de la pupille par l'établissement d'une pupille artificielle, il serait alors bien préférable de combattre un tel état douloureux reposant le plus souvent sur une augmentation de tension de l'œil par une sclérotomie, celle-ci pouvant au besoin occuper un emplacement tel qu'en laissant écouler brusquement du côté de la synéchie, l'humeur aqueuse par l'entre-bâillement d'une des sections, on obtienne spontanément le dégagement de la synéchie, qu'on accuse à tort, il est vrai, mais dont on désire débarrasser le malade en quelque sorte par acquit de conscience. »

Le 24 mai 1884, Stedman Bull, dans *New York médical Journal*, publie sous le titre : *Förster's operation for the rapid artificial ripening of cataract with an analysis of thirty cases*, le résultat de sa pratique à l'égard de l'opération de Förster ; l'opération ne réussit pas à moins qu'il n'y ait un noyau dur et opaque, une pression trop forte pourrait rompre la zonule. Un autre danger résultant du massage est une opacité radiée ou striée de la cornée qui disparaît très lentement. Il a vu souvent une forme légère d'iritis qui peut conduire à la formation d'une synéchie postérieure. Il ne parle pas de la corélyse.

DEUXIÈME PARTIE

LA CORÉLYSE APRÈS FÖRSTER

En 1881, à la treizième réunion de la Société ophtalmologique, de Heidelberg. (*Klin. Monatsbl*, 1881 suppl.)
Förster, après un rapport sur la maturation artificielle
de la cataracte ajoute qu'en exerçant sur la cornée une
pression du centre à la périphérie, on obtient facilement
la rupture de synéchies postérieures, et cette méthode de
corélyse n'a jamais été suivie ni d'iritis, ni de cataracte.

En 1883, Förster, vol. XII des *Archiv. für Augenheilkunde*, p. 11, parle ainsi de la corélyse :

« On peut aussi au moyen d'une pression au travers
de la cornée distendue exercer sur l'iris une action im-
portante. Après l'écoulement de l'humeur aqueuse

chaque partie du bord pupillaire peut au moyen d'un frottement exercé sur la cornée dans la direction d'un méridien, être repoussé très loin vers la périphérie de la chambre antérieure. Dès que l'instrument comprimant est éloigné de la cornée, la partie du bord pupillaire repoussée tend à revenir vers le centre de la pupille (axe visuel) ; si l'on repousse successivement une partie après l'autre du bord pupillaire contre son insertion ciliaire on peut ainsi arriver à rompre des synéchies postérieures. Des petites adhérences filiformes sont sûrement déchirées par ce procédé même quand elles sont en grand nombre ; celà est moins sûr dans les adhérences larges et rubannées.

Comme il est toujours désirable lorsque l'on fait une iridectomie à cause des nombreuses synéchies d'obtenir un bord pupillaire complètement libre, nous recommandons d'ajouter cette manipulation à l'iridectomie, j'ai réussi ainsi quelquefois à libérer le bord pupillaire même dans une adhérence presque complète. L'application énergique d'atropine après et avant l'opération est naturellement nécessaire.

Je n'ai jamais observé une influence nuisible sur l'iris et le cristallin. Toutefois ce procédé devrait se limiter aux cas dans lesquels tout symptôme inflammatoire a complètement disparu.

Une manipulation analogue, pression et frottement sur la cornée avec un instrument mousse est en outre propre à empêcher l'enclavement de l'iris dans les angles de la plaie, synéchies antérieures qui pourraient résulter d'une iridectomie.

Quoique l'on doive reconnaître que dans quelques cas

rares la persistance de l'enclavement de l'iris dans les
angles de la plaie ne peut pas être évité par exemple lorsque le tissu de l'iris est atrophié, friable ou après un prolapsus du corps vitré, ou une hémorragie abondante
dans la chambre antérieure qui empêche l'examen. L'on
doit toutefois en général regarder comme une faute positive
ces adhérences de l'iris dans la cicatrice. Cela est vrai
également du prolapsus sous-conjonctival de l'iris que l'on
voit quelquefois après l'extraction de la cataracte par
l'incision linéaire périphérique. Pour corriger cette faute
on a recommandé de repousser dans la chambre antérieure avec une spatule ou une sonde, le lambeau d'iris
situé dans l'angle de la plaie ou de le saisir avec une pincette, de le tirer au dehors et de l'exciser. Ces deux procédés sont sûrement recommandables l'un et l'autre et je
suis très éloigné de vouloir les repousser. Le dernier surtout sera souvent préférable, lorsque par la sortie d'un
noyau volumineux un repli considérable aura été entraîné
dans l'angle de la plaie. Il vaut mieux évidemment enlever
que repousser dans l'œil une portion de l'iris fortement
froissée.

On obtient il est vrai de cette manière une ouverture pupillaire très grosse, mais dans bien des cas
quelques frictions, en pressant sur la cornée, avec le coude
de la pincette à iris fermée, ou avec une curette, suffisent
pour ramener le bord pupillaire dans sa position normale.
On applique dans ce but le coude de la pincette sur l'angle de la plaie qui renferme l'enclavement et on le dirige
en pressant modérément sur la cornée (lorsque l'incision
a été faite dans le bord supérieur) en bas jusque vers le
milieu environ du bord cornéen inférieur ; par cette ma-

nœuvre on retire pour ainsi dire l'iris à la suite de l'instrument, dans la chambre antérieure ; on la répète
quelquefois jusqu'à ce que les angles des sphincters ap-
paraissent dans leur position normale. Ce procédé est
efficace et irrite probablement moins la blessure que la
reposition avec la spatule.

OBSERVATIONS

OBSERVATION I

Le 5 *janvier* 1883, se présente à la clinique le nommé B. C.,
àgé de 29 ans, employé de commerce.

Le malade a contracté la syphilis, il y a deux mois : œil droit
vision normale, œil gauche iritis spécifique, hypopyon.

Le 7 *janv.* — M. Dor fait la paracentèse de la chambre antérieure.

Instillation d'atropine toutes les heures.

L'état de l'œil va en s'améliorant.

Le 14 *janv.* — A la partie inférieure légère adhérence de l'iris
à la cristolloïde antérieure.

L'atropine est continuée.

Le 16 *janv.* — M. Dor après avoir vidé la chambre antérieure
fait, dans le but de rompre l'adhérence, avec la curette en caout-
chouc dont on se sert pour l'extraction de la cataracte, de légers
massages de la cornée allant du centre à la périphérie; l'adhérence résiste.

Duboisine toutes les heures.

Le 20 *janv.* — L'adhérence n'étant pas rompue, le malade se
plaignant de vives douleurs, on pratique l'iridectomie.

Le 28 *janv.* — Le malade sort, son état est considérablement amélioré. Vision = 2/5, œil gauche.

Le 14 *avril.* — Vision normale pour l'œil droit ; œil gauche normale avec — 1 dioptrie.

OBSERVATION II

Le 18 *mars* 1883, se présente à la clinique le nommé Jean L. 63 ans, propriétaire à Beaujeu (Rhône).

Depuis deux ans sa vue a baissé, dit-il, et depuis la même époque il éprouve parfois de la céphalalgie et des douleurs péri-orbitaires. Les huit jours précédant son entrée, il a suivi un trai-tement à l'atropine.

L. a une hypermétropie égalant 3,50 dioptries.

Vision = difficilement 1 œil gauche ; œil droit 2/3.

Après atropine, les pupilles à peine dilatées et légèrement irrégulières.

Le 19 *mars.* — M. Dor pratique sur les deux yeux l'opération de M. Förster. A la fin de l'opération une goutte d'éserine est instillée.

Le 20 *mars.* — Une goutte d'éserine toutes les deux heures.

Le 21 *mars.* — Idem.

Le 22 *mars.* — Idem.

Le 23 *mars.* — Diamètre pupill., œil gauche = 1 millimètre ; œil droit 1/2 millimètre ; on prescrit 6 gouttes d'atropine, qui seront continuées les jours suivants.

Le 27 *mars*, à l'examen de sortie, l'ouverture pupillaire des deux yeux est parfaitement ronde, = 3 millimètres. L'atropine n'a pu dilater la pupille d'aucun œil au maximum. Vision normale des deux yeux.

Le 28 *avril* 1884. — Mon excellent ami, le docteur Félix, m'écrit de Beaujeu : « J'ai interrogé L. ; son affection date comme début d'au moins cinq ans avant l'opération.

Aujourd'hui à la lumière les deux pupilles réagissent difficile -
ment. Sous l'influence de l'atropine, elles se dilatent un peu,
mais d'une façon inégale et surtout irrégulière.

La vision est restée la même depuis sa sortie de la clinique.
Ses douleurs de tête sont moins fréquentes.

OBSERVATION III

Le 14 *novembre* 1883. — Mlle B., 19 ans, Nantua, entre à la
clinique.

Légère adhérence de l'iris en bas, œil gauche. Vision normale
à droite ; = 2/3 œil gauche.

La malade pendant les huit jours précédents a été soumise
sans succès à un traitement à l'atropine.

Le 15 *nov.* — M. Dor pratique l'opération de M. Förster.

Le 16 *nov.* — L'adhérence n'a pas cédé ; atropine toutes les
heures.

Du 17 au 22 *nov.* — Même médication.

Le 23 *nov.* — A l'examen de sortie, vision normale à droite
= 2/3 œil gauche.

Légère adhérence de l'iris en bas, œil gauche.

OBSERVATION IV

Le 23 *mai* 1883, se présente à la clinique du professeur Dor,
le nommé Jean-Claude B., âgé de 29 ans, employé de chemin de
fer, dans l'Allier.

Il raconte que depuis trois à quatre ans sa vue s'affaiblit, et
que depuis trois mois il a été obligé de cesser tout service.

A l'examen, il présente une cataracte commençante à l'œil
droit, des opacités du corps vitré aux deux yeux.

Vision = 1/10.

Ventouses Heurteloup le soir.

Le 24 *mai*. — Séances d'électricité. Pile de Gaiffe, six élé-
ments.

Les séances durant six à sept minutes, se continueront pendant
un mois, interrompues toutes les semaines, pendant deux jours
pour l'application des ventouses Heurteloup.

Le 30 *mai*. — Vision = 1/5 des deux yeux.

Le 15 *juin*. — Vision, œil droit = 1/5, œil gauche 2/7.

Le 3 *juillet*. — A l'examen de sortie, vision, œil droit = 1/5 ;
œil gauche = 2/5.

Le 15 *janvier* 1884. — Ce malade se représente à la clinique ;
depuis le mois de novembre 1883, il éprouve parfois des douleurs
périorbitaires assez violentes.

A l'œil gauche on constate une légère adhérence de l'iris en
bas, même état des milieux qu'à son départ.

Vision, œil droit = 1/20 ; œil gauche, 2/5.

M. Dor, pour rompre cette adhérence essaye le procédé de
M. Förster. Il échoue, il a alors recours à la méthode de Passavant, et l'adhérence cède facilement.

Le 18 *janvier*. — Une nouvelle adhérence s'est formée à
2 millimètres environ en arrière de la première.

Le 22 *janv*. — Vision œil droit, = 1/15 après une goutte
d'atropine ; œil gauche, 2/5.

La rétine de l'œil gauche semble légèrement hyperémiée.

Le 25 *janv*. — Pour détruire la nouvelle adhérence, l'opération de Förster est de nouveau tentée. Elle ne donne pas de
meilleur résultat que la première fois. De nouveau on a recours
à la méthode de Passavant, on réussit à détacher l'adhérence,
mais malgré l'emploi énergique de l'atropine, l'adhérence se re-
forme à 1 millimètre 1/2 plus en dehors.

Le 1er *février*. — A l'examen de sortie.

Vision après atropine, œil droit = 1/0 ; œil gauche, 2/5.

Les douleurs dont il se plaignait ont pour le moment disparu.

OBSERVATION V

Le 23 *mars* 1884. — Se présente à la clinique de M. le professeur Dor, la nommé Élisa B., âgé de 38 ans, couturière, demeurant à Lyon.

Elle se plaint de troubles de la vue, et fait remonter le début de sa maladie à 7 ans environ.

DIAGNOSTIC. — Synéchies périphériques aux deux yeux.

Vision = 2/5 œil gauche, 2/3 œil droit.

La pupille de l'œil droit réagit à la lumière, mais elle est maintenue par trois adhérences, filiformes en haut et deux en bas. Ces adhérences ont au moins 2 millimètres de longueur.

Le 29 *mars*. — M. Dor pratique une iridectomie à gauche.

A droite, il emploie la méthode de Förster ; une goutte d'atropine est instillée après l'opération.

Le 30 *mars*. — Une des trois adhérences du haut semble être rompue ; atropine toutes les heures.

Le 31 *mars* et le *1ᵉʳ avril* id.

Le 2 *avril*. — L'adhérence existe à 1 millimètre en arrière de sa première position. Les autres n'ont pas bougé. On continue les instillations d'atropine toutes les heures.

Le 5 *avril*. — A l'examen de sortie, vision difficilement = 2/3, aux deux yeux. Les adhérences existent toujours.

OBSERVATION VI

Le 30 *avril* 1884. — Se présente à la clinique le nommé Jean-Pierre S., âgé de 64 ans, cultivateur, Saint-Cyr, Ardèche.

Il raconte qu'il y a dix ans, il a perdu l'œil droit, et qu'à la suite d'un coup qu'il a reçu à l'œil gauche il y a 4 mois, sa vue s'est affaiblie.

DIAGNOSTIC. — Phthisis bulbi œil droit, consécutive à une cyclite ancienne ; œil gauche, adhérence de l'iris avec la cristalloïde antérieure. Blessure et opacité transversale de la cristalloïde antérieure.

Vision = 1/10 de la normale. L'atropine ne rompt pas l'adhérence et n'améliore pas la vision.

Le 2 *mai* — M. Dor pratique sur cet œil l'opération de Förster. Une quinzaine de fois, il frictionne la cornée du centre à la périphérie, l'adhérence ne se rompt pas.

Dans la même séance, par le procédé de Passavant, l'adhérence est détachée.

Prescription. Atropine toutes les heures.

Le 3 *mai*. — La pupille est dilatée ad maximum dans la partie gauche ; l'adhérence qui avait été rompue s'est reformée à 3 millimètres en dedans du bord interne de la cornée. A la place de l'ancienne adhérence rompue, il existe un dépôt pigmentaire considérable sur la cristalloïde antérieure. Même prescrition.

Le 4 *mai*. — Même état, ésérine toutes les heures.

Le 5 *mai*. — La pupille est resserrée dans la partie gauche.

L'iris est maintenu à la même place à droite.

Le 6 *mai*. — Même état, même prescription.

Le 7 *mai*. — Atropine toutes les heures.

Le 8 *mai*. — Même état que le trois.

Vision = 1/15 de la normale.

Le 9 *mai*. — On pratique l'iridectomie.

Le 10, le 11 et le 12 *mai*. — Six gouttes d'atropine sont instillées.

Le 13, le 14 et le 15 *mai*. — Une goutte matin et soir.

Le 16 *mai*. — A l'examen de sortie, vision = 1/20 de la normale. A l'ophtalmoscope on constate toujours la blessure opaque transversale de la cristalloïde antérieure et derrière une cataracte polaire postérieure.

Cette cataracte a-t-elle passé inaperçue à l'examen ophtalmoscopique d'entrée ? Est-elle le fait du traumatisme antérieur ? Pour la première hypothèse plusieurs personnes ont examiné le malade, aucune n'a vu la cataracte et je garde le souvenir de la parfaite transparence du pôle postérieur de la lentille. Que durant son séjour à la clinique, le traumatisme antérieur se soit fait sentir, c'est admissible. Mais si on se reporte au quatrième sujet de mes expériences sur les animaux décrites plus loin, on doit nécessairement être frappé de l'analogie et incriminer ici à juste titre la méthode de Förster.

—

OBSERVATION VII

Le 19 *mai* 1884. — Mme E. B. qui fait l'objet de la cinquième observation, revient à la clinique. Voir Obs. V.

Elle se plaint de douleurs autour de l'orbite. Un travail d'aiguille, quelque minime fût-il, augmente ses douleurs et fait rougir son œil droit.

L'œil droit est dans le même état que le 5 avril. — Même vision.

Le 20 *mai*. — M. Dor pratique sur une des adhérences le procédé d'Ogston.

L'adhérence cède par élasticité à la pression qu'exerce sur elle l'aiguille mais ne se rompt pas.

L'humeur aqueuse s'est écoulée à la sortie de l'aiguille et M. Dor abandonne l'opération après avoir instillé une goutte d'atropine.

Le 22 *mai*. — M. Dor pratique sur cet œil la méthode de Wecker (évacuation de l'humeur aqueuse), mais n'obtenant pas le résultat désiré il fait l'iridectomie.

4

OBSERVATION VIII [1]

Clinique de M. le professeur GAYET.

X. cultivateur, âgé de 87 ans, entre à la salle Saint-Charles en février 1884.

Ancien soldat, jamais de rhumatisme, pas de trace de syphilis. Depuis plusieurs mois il se plaint de voir diminuer sa vue. Œil gauche qui rougit sous l'influence d'un froid un peu vif. La vue est cependant égale à 9/10.

Cornée saine, pas de rougeur conjonctivale, ni scléroticale ; en instillant de l'atropine on voit la pupille prendre un aspect irrégulier dû à 2 petites synéchies presque filiformes, très tenues situées en dehors et en bas.

Instillation d'atropine pendant 6 jours. Résultat nul.

7 jours après son entrée on décide l'emploi de la méthode de Förster. Le malade est opéré sans anesthésie ; la chambre antérieure une fois vidée, on frictionne la cornée assez longtemps mais sans résultat et on est obligé de recommencer une deuxième série de frictions.

Il semble qu'une des synéchies a cédé, mais la plus forte persiste malgré des efforts qu'on n'ose pas trop longtemps continuer afin de ne pas troubler la transparence du cristallin.

Pansement antiseptique et occlusif.

Le lendemain, à l'examen du malade on constate l'existence des deux synéchies, malgré l'apparence, aucune n'ayant cédé.

En présence du peu de résultat obtenu par des efforts relative-

---

[1] Cette observation nous a été communiquée par le Dr A. Masson, chef de clinique à l'Hôtel-Dieu. Nous remercions bien vivement notre ami de son obligeance.

ment considérables et de peur d'amener une cataracte, M. le professeur Gayet se décide d'attendre la guérison pour pratiquer ensuite l'iridectomie.

Dans une deuxième circonstance, sur une femme on essaye après la ponction cornéenne de détruire deux adhérences, mais la difficulté qu'on éprouve empêche de continuer ; l'iridectomie est alors pratiquée, et depuis lors la méthode de Förster n'a plus été expérimentée.

EXPÉRIENCES SUR LES ANIMAUX

EXPÉRIENCE I

Le 13 *avril* 1884. — J'expérimentai sur un lapin le procédé de Förster.

Il me semblait étrange que l'on pût impunément presser sur le cristallin ; je croyais qu'un noyau dur n'était pas nécessaire pour broyer les masses cristalliniennes ou tout au moins pour les déplacer de façon à troubler profondément leur vitalité. Je pensais que la cristalloïde postérieure reposant sur la capsule solide que lui forme le corps vitré, devait former un plan d'une résistance telle que l'action exercée sur la cornée pouvait saisir comme dans un étau les fibres si délicates de l'appareil cristallinien et agir sur elles d'une façon néfaste.

Donc, après avoir appliqué l'écarteur à l'œil droit du lapin, je fixai le globe comme à l'ordinaire et avec une lance je fis la paracentèse de la chambre antérieure. Au moment où mon instrument se trouvait encore dans l'œil, le lapin fit un mouvement de défense énergique et craignant d'avoir blessé la lentille, j'abandonnai cet œil après y avoir instillé une goutte d'atropine.

Je retournai mon patient et je parvins heureusement à vider la chambre antérieure de l'œil gauche.

Je me servis alors de l'extrémité mousse du manche de ma lance et j'exerçai sur la cornée de quinze à vingt pressions du centre à la périphérie. Je voyais à chaque friction l'iris suivre la course de mon instrument, et je finis mon expérience par un frottement rapide et en cercle du manche de l'instrument sur la cornée. J'instillai une goutte d'atropine et fis placer le sujet dans un endroit sombre.

Les huit jours suivants on instilla tous les matins une goutte d'atropine dans les deux yeux.

EXPÉRIENCE II

Le 20 *avril* 1884. — Comme dans l'expérience précédente je fis la paracentèse de la chambre antérieure de l'œil droit d'un lapin. Je frictionnai une vingtaine de fois la cornée du centre à la périphérie, j'instillai une goutte d'atropine et fis placer le sujet dans un endroit sombre.

Le 21 *avril*. — Atropine le matin une goutte.

Le 22 *avril*. — Légère adhérence en bas de l'iris sur la cristalloïde antérieure. La chambre antérieure est reformée ; l'iris semble un peu plus bombé, qu'à l'état normal. Le cristallin s'aperçoit à l'œil nu légèrement opacifié derrière l'iris ; prescription : atropine toutes les heures. Le lendemain l'adhérence est rompue; prescription : une goutte d'atropine tous les matins pendant huit jours ; séjour à l'obscurité.

EXPÉRIENCE III

Le même jour, je pratiquai l'opération sur l'œil droit du deuxième lapin, modifiant la dernière partie, en ce sens qu'au lieu de faire des frictions du centre à la périphérie, je me contentai de faire des frictions concentriques avec le manche de mon instrument sur la cornée du lapin. Une goutte d'atropine après l'opération.

Une goutte tous les matins, les huit jours suivants.

EXPÉRIENCE IV

Le même jour sur l'œil droit d'un quatrième lapin, j'exerçai, après avoir fait la paracentèse de la chambre antérieure, de plus légères pressions sur la cornée qu'aux expérimentations précédentes.

Une goutte d'atropine après l'opération.

Les 8 jours suivants même prescription que précédemment.

Le 17 *mai* 1884, c'est-à-dire près d'un mois après les opérations décrites ci-dessus j'examinai les yeux des lapins.

Le numéro 1 présente à l'œil droit, à la partie supéro-externe de la lentille une tache d'un reflet nacré d'une longueur de deux millimètres 1/2 sur un millimètre de large. Le reste du cristallin est absolument transparent. L'iris est mobile dans tous ses points.

A l'œil gauche il existe une dilatation absolue de la pupille, celle-ci ne réagit point à la lumière. La chambre antérieure existe à peine d'une façon appréciable. L'iris est soulevé par les masses corticales du cristallin et fait une saillie énorme dans la chambre antérieure. Le cristallin dans tous ses points a un reflet laiteux.

Quand avec les barbes d'une plume on touche la cornée, le lapin se défend à peine ; l'inverse se produit à droite si on veut pratiquer le même attouchement. Une cataracte traumatique accompagnée de glaucome, tel est le résultat de la première expérience.

Chez le lapin numéro 2 la pupille réagit bien à la lumière, il est impossible de découvrir à l'éclairage oblique sur la capsule, la moindre trace d'ancienne iritis adhérente.

La chambre antérieure est reformée presque totalement ; derrière l'iris on aperçoit le cristallin opaque dans toutes ses parties.

Le lapin numéro 3 présente une cataracte en tout semblable à celle du lapin numéro 2.

Chez le quatrième lapin, à l'œil nu on ne remarque rien de particulier mais à l'éclairage oblique la cristalloïde antérieure est légèrement troublée et à l'éclairage direct on aperçoit en outre très distinctement une cataracte polaire postérieure.

CONCLUSIONS

Quelques ophtalmologistes, entre autres Graefe, Hasner, Streatfeild, Ogston, Fieuzal, Dor, pensent que des synéchies isolées constituent toujours un danger pour l'avenir de l'œil, entraînant ordinairement une récidive plus ou moins éloignée de l'iritis. Tandis que d'autres, de Wecker, Arlt, Horner, Schweigger, Gayet, prétendent qu'on en a exagéré l'importance.

Nous pensons :

1° Que la synéchie postérieure doit être regardée comme une maladie sérieuse. D'abord elle restreint l'action de l'iris; elle met obstacle à l'accommodation; elle favorise les congestions de l'iris, les stases dans le corps ciliaire et dans la choroïde, les iritis chroniques; le glaucome y trouve quelquefois sa première cause.

Nous croyons avec M. Fieuzal que toutes les iritis avec synéchies rebelles à l'atropine, qu'elles soient d'origine dyscrasique ou idiopathique, deviennent des iritis à rechutes, et réclament impérieusement l'iridectomie.

2° Les procédés employés avant la méthode de M. le professeur Förster (Streatfeild, Weber, Passavant, Ogston, de Wecker) ont été, avec raison, abandonnés, soit qu'ils n'aient pas rempli leurs indications, soit que le mode opératoire ait été jugé trop dangereux.

3° La corélyse de Förster, et pour les mêmes motifs, n'est pas une opération que nous puissions recommander et nous ne pensons pas qu'elle obtienne jamais une place dans la chirurgie oculaire.

BIBLIOGRAPHIE

J. Arneman. — *Von den Krankheiten der Augen*, 1801.

Wenzel. — *Manuel de l'oculiste*, 1808.

Rau. — *Die Nerven-und Organisations Krankheiten nebst den urs-prünglichen Bildungsfehlern der Regenbogenhaut*, 1845.

Streatfeild. — *Ophthalmic Hospital reports*, vol. I, 1859.

Streatfeild. — *Ophthalmic Hospital reports*, vol. II, 1859.

Testelin (analyse). — *Annales d'oculistique*, vol. XLVI, 1861.

—A. Weber. — *Archiv für Ophthalmologie*, vol. VII, 1860.

Van Biervliet (analyse). — *Annales d'oculistique*, vol. XLIX, 1862.

Hasner. — *Congrès d'ophthalmologie de Paris*. 1862.

Weber. — *Archiv für Ophthalmologie*, vol. VIII, 1861.

Wecker. — *Traité des maladies des yeux*, vol. II, 1863.

Van Biervliet (analyse). — *Annales d'oculistique*, vol. LXI, 1864.

Warlomont et Testelin. — *Traité des maladies de l'œil*, suppl. à Mackenzie, 1865.

Power. — *Diseases of the Eye*, 1867.

Soelberg-Wells. — *Treatise on the diseases of the Eye*, 1865.

Passavant. — *Archiv für Ophthalmologie*, vol. XV, 1869.

Schobbens (analyse). — *Annales d'oculistisque*, vol. LXII, 1870.

Joy-Jeffries. — *Annales d'oculistique*, vol. LXV, 1871.

Mauthner. — Ueber Synechieen-Lösung. *Wiener med. Presse*, 1870.

Reuss. — Ueber Corelyse. *Wiener med. Presse*, 1870.

JOY-JEFFRIES. — *Transact. amer. ophth. soc.*, 1870.

OGSTON. — *Medical Times*, 1870.

NAGEL. — *Jahresbericht der Ophthalmologie*, 1870.

WECKER. — *Wiener med. Wochensch.* 1871.

PASSAVANT. — *Wiener medic. Wochensch.* 1871.

JOY-JEFFRIES. — Transact. amer. ophth. soc. *Boston med. and surg. Journ.*, 1871.

NAGEL. — *Jahresbericht der Ophth.*, 1871.

DE WECKER. — *Annales d'oculistique*, vol. LXVII, 1872.

GALEZOWSKI. — *Traité des maladies des yeux*, 1872.

SCHENKL-A. — *Prager viertelj.f.prakt.Heilk*, vol. II, 1874.

BRUDENELL-CARTER. — *Brit. med. Journal*, 1875.

NAGEL. — *Jahresbericht der Ophth.*, 1875.

ABADIE. — *Maladies des yeux*, 1876.

DE WECKER. — *Chirurgie oculaire*, 1879.

ZEHENDER. — *Lehrbuch der Augenheilkunde*, 1879.

FÖRSTER. — *Archiv. für Augenheilkunde*, vol. XII, 1883.

FIEUZAL. — *Bull. clinique des Quinze-vingts*, 1883.

STEDMAN-BULL. — *New-York medical Journal*, 24 mai 1884,

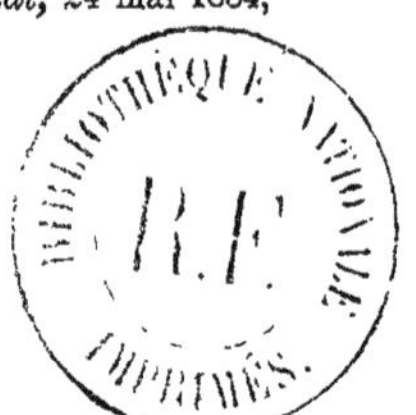

LYON. — IMPRIMERIE PITRAT AINÉ, 4, RUE GENTIL

www.ingramcontent.com/pod-product-compliance
Ingram Content Group UK Ltd.
Pitfield, Milton Keynes, MK11 3LW, UK
UKHW020013080726
13614UKWH00003B/1341